Dieta Cetogénica

La mejor dieta baja en carbohidratos para aumentar el
metabolismo y la quema de grasa

*(Su guía complete para perder peso rápidamente y tener
una energía increíble)*

Joaquim Valenzuela

TABLA DE CONTENIDOS

Capítulo 1: Organizarse Por Adelantado

Es práctico desarrollar un plan antes de comenzar la dieta cetogénica y modificarlo a medida que avanzamos. Lo mejor es elaborarlo por escrito determinando no solo los platillos que vamos a consumir cada semana sino también los horarios. Especialmente si queremos combinar la dieta con ayuno intermitente.

Si elige no combinarlo con el ayuno, puede omitir los horarios de su plan si así lo desea. Aunque no está de más que te plantees seguir un horario estricto. Recuerda que a medida que te adaptes a la cetosis el hambre dejará de ser un problema para ti y te será más fácil seguir un plan en este sentido.

A lo largo de este escrito se te ha proporcionado información relacionada a los alimentos que puedes incluir en tu menú y los que preferiblemente deberías dejar de un lado.

Basándote en esos alimentos prepara las recetas de tu preferencia y crea tu menú semanal con creatividad, variando los alimentos.

10 riesgos para la salud a largo plazo de la dieta cetogénica

La exageración de la dieta cetogénica o "keto" no muestra signos de desaceleración: el régimen bajo en carbohidratos sigue siendo muy popular, con celebridades como Al Roker y Jenna Jameson que atribuyen a la dieta una importante pérdida de peso.

Es simple ver por qué una dieta que promete resultados rápidos y técnicamente le permite continuar comiendo alimentos como hamburguesas con queso sería tan atractiva. Pero antes de probarlo, es importante darse cuenta de que la dieta cetogénica también puede tener sus desventajas y que hay muchos expertos en salud que aún no conocen sus efectos a largo plazo en el cuerpo.

Cumplir con las estrictas pautas de la dieta cetogénica durante un período prolongado de tiempo es difícil, incluso según algunos de sus defensores más destacados. Esto incluye reducir los carbohidratos a 10 0 gramos al día o menos, durante al menos dos o tres semanas hasta seis a 2 2 meses, según la Biblioteca Nacional de Medicina. Otros investigadores advierten que seguir la dieta a largo plazo podría incluso ser peligroso. Aquí hay algunas razones por las cuales.

Las dietas bajas en carbohidratos podrían provocar deficiencias de vitaminas o minerales

Limitar los carbohidratos a 10 0 gramos al día o menos probablemente signifique que estás eliminando alimentos poco saludables como el pan blanco y el azúcar refinada. Pero también significa que es posible que deba reducir el consumo de frutas y ciertas verduras, que también son fuentes de carbohidratos, según MedlinePlus.

Esa es una preocupación, Annette Frain, RD, directora del programa del Centro de Control de Peso en Wake Forest Baptist Health, le dijo a Health, especialmente si alguien pasa más de unas pocas semanas con este tipo de dieta. "Las frutas y verduras son buenas para nosotros, tienen un alto contenido de antioxidantes y están llenas de vitaminas y minerales", dijo Frain. "Si los elimina, no obtendrá esos nutrientes con el tiempo".

Dado que los cereales integrales son una de las fuentes más abundantes de este nutriente vital, puede ser difícil consumir suficiente fibra cuando la ingesta de carbohidratos es tan baja. Por lo tanto, es posible que se esté perdiendo los muchos beneficios de la fibra. Según UpToDate, una dieta rica en fibra puede reducir el riesgo de enfermedad cardíaca, accidente cerebrovascular y diabetes tipo 2. También puede ayudar con problemas digestivos como el estreñimiento o la diarrea crónica.

Hongos Porto Bello Rellenos

Ingredientes

2 taza de cebolla cortadita

2 ají rojo cortadito

2 ají verde cortadito

2 ají amarillo cortadito

2 kg de bola de lomo

16 Champiñones Portobello 6 cucharadas de aceite de coco

Sal marina a gusto y pimienta

4 cucharadas de aceite de coco

 Salsa de queso

1. Porciones: 2 tazas. 1 taza por porción
2. Coloque en una sartén a fuego moderado 2 pulgada de agua y

agregue 12 yemas de huevo, ¼ de taza de jugo de limón y 2 cucharada de mostaza y mezcle constantemente . Cocine por 10 minutos.

3. Guarde la salsa en la heladera en un frasco con tapa por 4 semanas

Preparación

1. Caliente una sartén a medio moderado con 4 cucharadas de aceite de coco y agregue la cebolla y los ajíes.
2. Cocine por más o menos 60 minutos y revuelva constantemente
3. Coloque los Champiñones Portobello, rocíe con el aceite de coco en una fuente de horno por 15 a 20 minutos .
4. Cuando estén cocinados rocíelos con sal y pimienta
5. Corte la bola de lomo en trocitos, rocíelas con aceite de coco, sal y pimienta
6. Coloque la bola de lomo cortada en trocitos sobre fuego moderado en una sartén y cocine por 10 a 15 minutos
7. Coloque los champiñones en la fuente y rellene con la carne, los pimientos y agregue la salsa de queso

Valores nutricionales: grasa: 10 7 g.
Proteína 6 2 g. Carbohidratos: 10 g

Keto Jalapeño Muffins

INGREDIENTES

- ¼ taza de crema espesa
- sal
- jalapeño
- 16 rebanadas de tocino
- 16 huevos
- 450 g. queso

INSTRUCCIONES

1. Precaliente el horno a 200 °C
2. Agregue tocino a cada molde para muffins

3. En un tazón mezcle la crema, el queso, la pimienta, los huevos y la sal.
4. Distribuir en 15 a 20 tazas de muffins y agregar jalapeño a cada molde para muffins
5. Hornee durante 35 a 40 minutos, cuando esté listo, retire y sirva

INGREDIENTES

- 2 cucharadita de ajo

- 2 cucharadita de comino

- 500 g latas de tomates

-900 g. Caldo de carne

- 1800g . Carne molida

- 2 cebolla

- 2 taza de crema batida espesa

- 2 cucharadita de chile en polvo

- 800g queso crema

INSTRUCCIONES

1. Cocine por un par de minutos, cebolla, ajo y carne de res.
2. Agregue el queso crema y revuelva hasta que esté completamente derretido.
3. Agregue los tomates, la crema batida, el caldo de res, revuelva y deje hervir.

Las mejores brochetas de solomillo

Ingredientes:

30 onzas de tomates cherry

6 dientes de ajo, picados

4 cucharadas. condimento italiano

Sal y pimienta para probar

Aceite de oliva virgen extra

4 solomillos o bistecs alimentados con pasto, en trozos

2 cebolla grande, en rodajas

6 pimientos, color de tu preferencia

Proceso:

1. Si usa brochetas de madera, remoje durante 35 a 40 minutos en agua antes de cocinar con
2. a ellos.

3. Precaliente su parrilla a fuego medio-alto.

4. Coloque todos los ingredientes en un tazón para mezclar y asegúrese de obtener una buena capa uniforme.

5. Use suficiente aceite de oliva para cubrir todo ligeramente.

6. Una vez que sus brochetas estén empapadas, comience a ensartar alternativamente sus ingredientes en

7. tus brochetas - bistec, pimiento, cebolla, tomate, etc.

8. Ase a la parrilla de 15 a 20 minutos sin tapar, volteando ocasionalmente para que estén medio cocidos a

9. filetes medianos.

10. Sirve con una guarnición de tu preferencia, te recomiendo mi Puré de Camote o

11. Brócoli a la plancha con aderezo de almendras.

Diferenciar la cetosis de la cetoacidosis

Cuando se menciona que la cetosis es ventajosa para el metabolismo, muchas personas lo asocian con otro término que es bastante similar y también involucra a las cetonas, pero tiene un efecto perjudicial para la salud.

La ubicuidad de la diabetes en la sociedad ha hecho que la gente esté más acostumbrada a escuchar el término "cetonas" como algo negativo. La "cetoacidosis", un término más conocido entre los profesionales de la nutrición y la medicina, es una de las complicaciones agudas más graves de la diabetes.

Las personas con diabetes tipo 12, cuyo páncreas no produce suficiente insulina para reducir el azúcar en la sangre, desarrollan cetoacidosis. Las personas con diabetes tipo 2 también pueden presentar cetoacidosis diabética pero es menos común y agresiva. Al mismo tiempo en que el páncreas falla en la producción de insulina, el hígado trabaja más rápido en la descomposición de los lípidos en ácidos grasos, generando un nivel de acidez en la sangre que puede llegar a ser muy perjudicial, ya que la presencia tanto de la glucosa como de una alta concentración de ácidos grasos en la sangre significa que el metabolismo no los está aprovechando correctamente como energía.

Ten en cuenta, entonces, que el problema de la cetoacidosis es multicausal, y si no se dan todas las causas, esta no se d: primero, la persona con diabetes no está generando insulina y las células no absorben la energía del azúcar en sangre, por lo que el cuerpo recurre desesperadamente a la cetogénesis para recibir algún tipo de energía. No es el clásico cambio de fuente de energía que buscamos con la cetosis nutricional, sino que es un metabolismo que, aunque tiene niveles altos de glucosa, de todas maneras recurre a los ácidos grasos, y que por ser un metabolismo con complicaciones tampoco absorbe la energía de las cetonas, que se van acumulando y generan que la sangre suba su nivel de acidez. El problema se presenta cuando el cuerpo tiene niveles altísimos de cetonas en sangre. En la cetosis nutricional el nivel de concentraciones de cuerpos cetónicos es del orden de 0,10 a 10 mm mientras que la cetoacidosis patológica es de 50 mm.

Además, los primeros síntomas de la cetoacidosis diabética se manifiestan paulatinamente como secuelas si aún no has descubierto que tienes problemas de insulina y se presentan al iniciar una dieta cetogénica.: entre otras cosas, olor cetónico (descrito como olor afrutado) en el aliento, la orina y los genitales; cansancio, malestar, náuseas, sed excesiva, falta de aire y desorientación. Así que, si tienes esos síntomas, sea por la dieta *keto* o por la causa que sea, por favor, consulta un médico inmediatamente.

Por lo tanto, si no eres una persona diabética, no se podrían dar casos de cetoacidosis diabética, sino que estarás en un estado de cetosis nutricional. Si alguien te habla de los peligros de la acidez de la sangre, hazle comprender que la presencia de ácidos en tu cuerpo es muy necesaria, por ejemplo, los ácidos grasos omega 6 . La acidez de la sangre no es causada por la presencia de elementos corrosivos en el cuerpo, sino por el desequilibrio que se puede desarrollar.

Lo que dice la ciencia de la dieta cetogénica y cómo opera el cuerpo en cetosis

La dieta cetogénica se basa en la premisa de que el cuerpo humano está diseñado para metabolizar la grasa para obtener energía en lugar de glucosa.

Cuando consume alimentos ricos en carbohidratos, su cuerpo produce glucosa e insulina. El cuerpo prefiere el uso de glucosa ya que la conversión de la molécula de glucosa en energía es mucho más fácil. La insulina también se produce para ayudar a procesar la glucosa en el torrente sanguíneo al transportarla por todo el cuerpo. Cuando la glucosa se utiliza como la fuente principal de energía, las grasas que se consumen no se utilizan y terminan almacenándose en algún lugar del cuerpo.

En la dieta de una persona promedio, la glucosa es normalmente la principal fuente de energía. Puede que para algunos esto no traiga problemas de salud, especialmente cuando uno está involucrado en actividades de alta gasto energético que aseguran que la mayor parte de la energía que se consume es utilizada. Pero cuando el cuerpo produce más glucosa de lo que realmente se requiere, surge un problema. Ya sabes por qué: la glucosa extra luego se convierte en grasa que luego se almacena.

Cuando su cuerpo se queda sin glucosa, su cerebro envía señales solicitando más glucosa, lo que hace que busque alimentos o refrigerios azucarados. Estar en ese ciclo conduce al desarrollo de un cuerpo que no solo tiene sobrepeso sino que también es propenso a varias enfermedades relacionadas con la salud.

Analicemos los beneficios para la salud de la dieta cetogénica.

Las enfermedades y la dieta cetogénica

Ya conoces los beneficios de una dieta cetogénica. Sin embargo, echemos un vistazo más de cerca a cómo alivia enfermedades específicas.

Se ha comprobado por varias investigaciones y estudios qué tan efectiva es una dieta cetogénica y todo lo bueno que hace para el cuerpo, desde curar enfermedades hasta proporcionar otros beneficios para la salud, como reducir la medicación de tantas patologías o trastornos.

Aunque existen peligros asociados con la dieta cetogénica, la mayoría son temporales. Se trata de transformar el proceso de cetosis, y una vez que las cetonas comienzan a utilizarse de manera eficiente, notarás que todos los riesgos o los inconvenientes de desaparecen por sí solos.

Investigaciones recientes indican que seguir una dieta cetogénica puede ayudarnos a vivir más tiempo. por lo tanto, podemos concluir que tiene un efecto sólido en las personas que están en esta dieta.

- **Obesidad**: varios estudios han demostrado que las dietas cetogénicas son mucho más útiles para perder peso que las dietas bajas en grasa o las dietas de calorías restringidas. También proporciona otras mejoras de salud. Se realizó un estudio en hombres durante 28 semanas en el que algunos hombres recibieron una dieta ceto y otros una dieta baja en grasas, y se observó que los hombres que seguían la dieta cetogénica habían perdido el doble de peso que los que ingirieron una dieta baja en grasa. Además de eso, la dieta ceto ayuda a disminuir los niveles de triglicéridos y aumentar el colesterol HDL o el colesterol bueno. Una de las increíbles habilidades de una dieta cetogénica es reducir el hambre y, debido a esto, funciona bien para perder peso. Se ha encontrado que las dietas bajas en carbohidratos y las calorías restringidas ayudaron a las personas a sentir menos hambre en comparación con las dietas estándar restringidas en calorías. Una dieta cetogénica tiene propiedades para suprimir el apetito porque las personas que siguen una dieta cetogénica consumen mucha menos comida, incluso cuando tienen la opción de comer lo que deseen. Los hombres obesos que comenzaron a seguir una dieta cetogénica tenían menos hambre, habían consumido muchas menos calorías y habían perdido alrededor de un 6 2 % más de peso que el grupo de carbohidratos moderados.

• **Diabetes**: es una enfermedad que afecta a muchas personas, y esta dieta también ayuda a prevenirla. El exceso de grasa en nuestro cuerpo está relacionado con la pre diabetes y la diabetes tipo 2. La sensibilidad a la insulina aumenta mucho cuando se realiza una dieta cetogénica, y esto ayuda a lidiar con estas condiciones. También la pérdida de ayuda a tratar las afecciones diabéticas en gran escala.

• **El colesterol y la presión arterial alta**: la dieta ceto ayuda a aumentar el HDL (colesterol bueno) y disminuir el LDL (colesterol malo). La pérdida de peso también ayuda a disminuir la presión arterial alta. Las enfermedades cardíacas están relacionadas con la presión arterial, la grasa corporal y los niveles de azúcar en la sangre. La dieta ceto ayuda a mantener los niveles correctos en el cuerpo y, por lo tanto, previene de enfermedades cardíacas. Además, las grasas saludables recomendadas en este tipo de dieta ayudan fortalecer tu corazón. Las grasas saludables también entregan algunas de esas vitaminas y nutrientes saludables al corazón mejor que los carbohidratos.

• **Epilepsia**: la dieta ceto no es nueva, ha existido durante casi un siglo. Fue desarrollada originalmente para tratar a las personas con epilepsia. En la década de 2 920, los investigadores encontraron que los niveles elevados de cetonas en la sangre conducían a menos ataques epilépticos en los pacientes. La dieta ceto todavía se usa hoy en día para tratar a los niños con epilepsia que no responden bien a los medicamentos antiepilépticos. Con la ayuda de la dieta ceto, los pacientes pueden reducir la cantidad de medicamentos que necesitan y sentirse mucho mejor en general.

- **Síndrome del ovario poliquístico**: el síndrome del ovario poliquístico es una enfermedad que produce infertilidad y menstruación irregular caracterizada por disfunción hormonal. Muchas mujeres diagnosticadas con síndrome de ovario poliquístico son obesas, además de tener resistencia a la insulina. Se les hace difícil perder peso. También tienen un mayor riesgo de ser diagnosticados con diabetes tipo 2. Las personas que cumplen con los criterios para el síndrome metabólico tienen síntomas que afectan su apariencia física. Pueden incluir un aumento en el acné y el vello facial, así como otros indicadores de masculinidad causados por niveles elevados de testosterona.Se realizó un estudio en once mujeres con este síndrome que habían comenzado a seguir una dieta cetogénica, y su pérdida de peso había promediado en un 20%. Hubo una disminución en el nivel de insulina en ayunas en un 10 8 %, y sus hormonas reproductivas habían mejorado. Dos de las once mujeres que sufrían de infertilidad quedaron embarazadas.

• **Enfermedad de Parkinson**: esta condición médica es un trastorno del sistema nervioso debido a que existen bajos niveles de señalización de la molécula dopamina. La deficiencia de dopamina causa una variedad de síntomas, que incluyen alteración de la postura, temblores, rigidez y dificultad para escribir y caminar. Estar en una dieta cetogénica libera algunos efectos proactivos en el cerebro y el sistema nervioso. Debido a esto, se está explorando como una terapia potencial para la enfermedad de Parkinson. Durante la investigación, cuando los ratones y las ratas con enfermedad de Parkinson fueron alimentados con dietas cetogénicas, el resultado fue la protección contra el daño a los nervios y al aumento de la producción de energía, junto con una mejor función motora. En otro estudio, siete personas con enfermedad de Parkinson siguieron una dieta cetogénica clásica. Cinco de ellos habían promediado una mejoría del 8 6 % en los síntomas después de unas cuatro semanas.

● **Enfermedad de Alzheimer**: se denomina enfermedad de Alzheimer a una forma progresiva de demencia que se caracteriza por placas y ovillos en el cerebro que afectan la memoria. Comparte características tanto con la epilepsia como con la diabetes tipo 2, incluida la incapacidad del cerebro para utilizar adecuadamente la glucosa, las convulsiones y la inflamación resultante de la resistencia a la insulina. Se ha demostrado con la ayuda de estudios en animales que la dieta ceto es eficaz para mejorar la coordinación y el equilibrio.

tarta de mandarina

2 cucharadita de gelatina en polvo

4 cucharadas más de edulcorante sustituto de azúcar de confitería

1 L de crema de queso mascarpone

4 cucharadas de zumo de naranja

2 cucharada de edulcorante sustituto de azúcar de confitería

2 taza de harina de almendras

2 barrita de mantequilla a temperatura ambiente

1 taza de coco sin azúcar, rallado

Ingredientes para el relleno:

Instrucciones paso a paso:

1. Combina bien todos los ingredientes de la corteza y luego presiona la mezcla en una bandeja de horno ligeramente engrasada.
2. Déjala reposar en el refrigerador.
3. A continuación, mezcla 2 taza de agua hirviendo y la gelatina hasta que se disuelva toda.
4. Añade2 taza de agua fría, el edulcorante sustituto de azúcar de confitería, la crema de queso mascarpone y el zumo de naranja: mezcla todo bien hasta que esté suave y uniforme.
5. Vierte el relleno sobre la corteza preparada.

Barritas con Arándano y Coco

Ingredientes:

1/2 de taza de arándanos rojos

3 tazas de copos de coco sin endulzar

1 taza de mantequilla derretida

1 cucharadita de estevia líquida

1

Instrucciones paso a paso:

1. Mezcla todos los ingredientes en un procesador de alimentos hasta que estén bien combinados y amalgamados.

2. Luego, presiona la masa en una bandeja para hornear y deja refrigerar durante 2 hora.
3. Corta en forma de barritas y sirve bien frío.

Solomillos de pollo

Ingredientes:

-Un solomillo de pechuga de pollo, aproximadamente 6

piezas

-2 cucharadita de pimienta

-1/2 taza de nata

-2 huevo grande

-2 taza de harina de almendras

-2 cucharadita de sal

Preparación:

1. Para el recubrimiento, bata el huevo y la nata en un tazón grande.
2. Condimentar con sal y pimienta.
3. Agregue el pollo y deje reposar durante unos 20 minutos.
4. Agregue la harina de almendras a un plato o sartén poco profundo, sazone con sal y pimienta.
5. Cubra ambos lados del pollo con harina.
6. Freír en pequeños lotes hasta que estén doradas y la temperatura interna alcance los 260º.
7. Sumérgete en tu salsa ceto favorita.

salmón cocido

Ingredientes

- 12 dientes de ajo

- 4 cucharadas. pimienta negra (molida)

- 4 cucharadas. perejil fresco (picado)

4 cucharadas. sal
- 24 onzas de filetes de salmón

- 20 cucharadas aceite de oliva (ligero)

- 6 cucharadas zumo de limón

- 6 cucharadas albahaca (seca)

•

Método

1. Precaliente el horno a 350grados Fahrenheit.

2. En un tazón mediano, agregue el aceite de oliva, el ajo, la sal, la albahaca y la pimienta y mezcle bien.

3. Asegúrese de que los elementos se hayan mezclado uniformemente a lo largo de la mezcla.

4. Una vez que todo esté mezclado, agrega el jugo de limón y el perejil y mezcla bien.

5. En una fuente para horno, disponer los filetes de salmón y verter la marinada sobre el filete y dejar en remojo durante una hora aproximadamente.

6. Voltea los filetes.

7. Coloque los filetes en un papel de aluminio y encierre el pescado allí.
8. Coloca el papel de aluminio en una fuente para horno y deja que se cocine durante unos cincuenta minutos.
9. Servir caliente.

Almuerzo de queso Halloumi a la parrilla y huevos.**INGREDIENTES:**

12 huevos batidos

1 cucharadita de sal marina

½ de cucharadita de hojuelas de pimiento rojo triturado

2 1 tazas de aguacate, sin hueso y en rodajas

2 taza de tomates uva, cortados a la mitad

8 cucharadas de nueces, picadas

8 rebanadas de queso Halloumi

6 cucharaditas de aceite de oliva

2 cucharadita de mezcla de condimentos griegos secos

2 cucharada de aceite de oliva

Direcciones:

1. Precaliente su parrilla a temperatura media.
2. Coloque el Halloumi en el centro de un trozo de papel de aluminio resistente.
3. Rocíe aceite sobre el Halloumi y aplique la mezcla de condimentos griegos.
4. Cierre la lámina para crear un paquete.
5. Ase a la parrilla durante unos 25 a 30 minutos, luego corte en cuatro pedazos.
6. En una sartén, caliente una cucharada de aceite y cocine los huevos.
7. Revuelva bien para crear cuajadas grandes y suaves; sazone con sal y pimienta.
8. Ponga los huevos y el queso asado en un tazón para servir.
9. Sirva junto con tomates y aguacate, decorado con picado nueces pecanas.

Pannacotta en salsa de Chocolate

1 cucharadita de edulcorante líquido

100 gramos Chocolate amargo de repostería en polvo

6 láminas de gelatina

2 cucharada de vainilla

2 taza y media de nata líquida

Preparación:

1. Hidrata las láminas de gelatina sumergiéndolas en un bol con agua temperatura ambiente durante 20 minutos. Reserva.
2. Añade la cucharada de vainilla a la nata
3. Añade el edulcorante a la nata y pon a calentar a fuego bajo durante un minuto. Retirar del fuego.
4. Escurre la gelatina y añádela a la nata caliente .
5. Remover hasta que se disuelvan bien.

6. Tomar los moldes donde se vayan a realizar las pannacotas y llenarlos con la mezcla anterior hasta la mitad. Refrigerar.

7. Reservar el resto de la mezcla a temperatura ambiente para que se mantenga líquida.

8. Para hacer la salsa de cacao: pon en un bol pate de la nata y agrega el chocolate en polvo.

9. Calienta un poco en el microondas y revuelve hasta que la mezcla quede homogénea, líquida y con brillo.

10. Se sacan los moldes de la nevera y se agregan 5-10 cucharadas de mezcla nata cacao sobre el vaciado

11. previo ya solidificado. Se refrigera.

12. Una vez solida la mezcla del cacao, se vuelven a sacar los moldes y se terminan de llenaar con la mezca natavainilla.

13. Dejar cuajar durante 6 0 minutos más.

14. Desmolda, sirve y adorna tus pannacotas con gotas de salsa de chocolate.
15. Disfruta de este rico postre ceto.

Queso servido en vasitos con aceitunas y tomates

2 cucharada de jugo de limón

41 cucharadas de Pasta de aceitunas negras (Tapenade)

hojas de albahaca fresca

Sal al gusto

240 gramos de queso 1 taza de nata de leche.

12 tomaticos Cherry

Pimienta negra pulverizada al gusto

Aceite de Oliva Extra Virgen (AOVE)

Preparación:

1. Pon a calentar en una olla la nata con un poco de pimienta.
2. Ralla el queso y agrégalo a la nata. Cocina durante unos tres minutos a

fuego mediobajo sin parar de revolver.

3. Reparte la mezcla en vasitos pequeños.

4. Escaldar los tomatitos y colocarlos ssobre la crema de queso.

5. Coronar cada tomatito, con una cucharadita de pasta de aceituna

6. Rociar cada vasito con una cucharadita de Aceite de Oliva Extra Virgen